AF455687

EXAMEN MÉDICAL COMPARATIF

DE LA

PHARMACOPÉE GERMANIQUE

ET

DU CODEX FRANÇAIS

PAR

le Prof. Dr. E. STROHL

BIBLIOTHÈQUE NATIONALE R.F. IMPRIMÉS

STRASBOURG
IMPRIMERIE DE J. H. ED. HEITZ
RUE DE L'OUTRE, 5

1872

T 150 c

EXAMEN MÉDICAL COMPARATIF

DE LA

PHARMACOPÉE GERMANIQUE

ET

DU CODEX FRANÇAIS

PAR

le Prof. Dr. E. STROHL

BIBLIOTHÈQUE NATIONALE
Collon
RISTELHUEBER
No 13986
IMPRIMÉS

STRASBOURG
IMPRIMERIE DE J. H. ÉD. HEITZ
RUE DE L'OUTRE, 5

1872

Te 150
167

EXAMEN MÉDICAL COMPARATIF

DE LA

PHARMACOPÉE GERMANIQUE

ET

DU CODEX FRANÇAIS.

BIBLIOTHÈQUE NATIONALE R.F. IMPRIMÉS

Au premier novembre prochain, la *Pharmacopœa germanica* entrera en vigueur dans tout l'Empire et remplacera par conséquent en Alsace-Lorraine le Codex français que nous avons suivi jusqu'aujourd'hui. Comme il existe des différences notables entre ces deux Codes, il importe beaucoup au médecin de connaître exactement les nouvelles armes dont il doit se servir et de se familiariser avec cette Pharmacopée. J'ai donc la conviction d'avoir rendu service à mes confrères et à leurs malades, en me chargeant de cet examen comparatif ; je l'ai entrepris exclusivement sous le point de vue médical, laissant de côté toute la partie pharmaceutique, dont la revue incombe à des hommes plus compétents que moi. Enfin, je dois observer que mon travail se borne aux médicaments et aux préparations principalement employés. Ceux dont je ne parle pas se trouvent à peu près également dans les deux Pharmacopées. Je pense n'avoir rien oublié d'important; si néanmoins il existe des omissions ou des erreurs, je prie de les mettre sur le compte du peu de temps qui s'est écoulé entre la publication de la nouvelle Pharmacopée et son introduction dans la pratique, et sur la minutie, la longueur et l'ingratitude d'un tel travail.

Le Codex et la Pharmacopée germanique n'ont pas le même point de départ. Le Codex a largement ouvert ses portes à tous les corps qui ont jamais figuré dans la matière médicale ; entre autres, il a donné asile aux cloportes et aux vipères; mais il a eu soin de désigner par un astérisque les substances et les préparations vraiment officinales que le médecin est en droit d'exiger du pharmacien, et ce nombre est encore exubérant. La seconde ne renferme guère que les substances encore employées aujourd'hui, beaucoup ou peu. Sous ce rapport, la Commission chargée de la rédiger avait à tenir compte de la pratique, des habitudes, des médicaments en usage dans les différentes parties de l'Empire germanique; aussi elle a accepté beaucoup de substances, de préparations, de formules qui ne se trouvent pas dans l'ancienne Pharmacopée de Prusse, et son travail en est devenu beaucoup plus complet. Mais en face de cette extension, elle a senti l'impossibilité de l'obligation pour le pharmacien d'avoir toutes les drogues et les préparations prescrites, et au lieu de désigner elle-même, ainsi que l'ont fait les auteurs du Codex, ce qui est imposé, elle laisse ce soin aux différents états selon leurs besoins et leurs habitudes. Nous ne savons donc pas encore ce qui est absolument officinal en Alsace-Lorraine. (V. à la fin).

Il est encore un point où la différence entre les deux Pharmacopées est très-tranchée, et je dois dire, le plus inattendue ; c'est dans les formules et les préparations officinales. En France, dans le pays qui a fait la plus rude guerre à la polypharmacie, le Codex en montre un grand étalage ; les prescriptions compliquées, surannées se trouvent nombreuses à côté de formules modernes qui suffiraient aux besoins de la pratique. C'est une conséquence de la tendance à la spécialité si répandue de nos jours, et cette manière de faire y mène de son côté. La Pharmacopée germanique, beaucoup plus riche sous ce rapport que la prussienne, reste bien en arrière du Codex. La plupart des vieilles formules encore conservées, ont subi de telles transformations et mutilations, qu'on ne les reconnaît plus. Je citerai, comme l'exemple le plus remarquable, la Thériaque, qui ne renferme plus que 12 substances, au lieu de 59 que lui a conservées la formule considérablement tronquée du Codex. Les formules et les préparations officinales modernes y sont peu nombreuses, trop peu à mon avis. Des deux côtés il y a un écueil à éviter ; l'abus de ces formules est une invitation à l'ignorance et à la paresse ; le médecin trouve plus commode de prescrire le titre d'une préparation que de la détailler ; il en ignore souvent la composition et ne saurait par conséquent la modifier selon les différents cas. Leur pénurie prive le médecin d'un certain nombre de composés officinaux dont la prescription et la préparation sont parfois trop longues et trop compliquées pour pouvoir être faites magistralement, telles que les pilules de protoiodure de fer.

Les substances tirées du règne animal et du règne végétal sont en général les mêmes dans les deux Pharmacopées. Quelques-unes que nous employons dans nos contrées font défaut dans la Germanique. Ce sont : l'asperge, racines et pointes, la bistorte, le capillaire du Canada, la pulpe de cassé, la chicorée sauvage, la fumeterre, les cônes de houblon (le lupulin est dans les deux), la mercuriale, la morelle, la mousse de Corse, la moutarde blanche, les fleurs d'ortie blanche, la ronce sauvage, la tanaisie et les fleurs de violette.

Quelques substances se trouvent seulement dans la Pharmacopée germanique : écorce de racine de Bourdaine (*cortex frangulae*) ; racine d'Ellébore vert ; Chanvre indien ; Kamala ; Laminaire ; Lichen d'Islande privé de son amertume au moyen du Carbonate de potasse ; feuilles de Séné extraites par l'alcool.

Les deux Pharmacopées n'emploient pas également les mêmes parties des plantes :

Aconit Napel : la Germanique ne prescrit que la racine, à l'exclusion des feuilles.

Castoréum : le Codex ne le spécifie pas ; la Germ. distingue celui du Canada de celui de la Sibérie.

Ciguë : la Germ. n'a pas les semences.

Colchique : la Germ. n'a que les semences et pas le bulbe et les fleurs.

Rose rouge du Codex, remplacée dans la Germ. par la rosa centifolia.

Préparations chimiques.

Acides.

Acide sulfurique dilué. Codex : 1 acide et 9 eau. Germ. (*acidum sulfuricum dilutum*) : 1 et 5.

Acide sulfurique alcoolisé. Codex (*Eau de Rabel*) : 1 acide et 3 alcool ; coloré avec le coquelicot. Germ. (*Mixtura sulfurica acida ; elixirium acid. Halleri*) : 1 et 3 ; non coloré.

Acide nitrique officinal. Cod. densité de 1,42. Germ. densité de 1,185.

Acidum nitricum dilutum. Acide et eau, part. ég. Seulem. dans Germ.

Acide nitrique alcoolisé (esprit de nitre dulcifié). Cod. mélange de 1 acide et 3 alcool. Toujours acide ; composition variable avec le temps. Germ. (*spiritus aetheris nitrosi; spiritus nitri dulcis*): distillation d'un mélange de 1 acide et 4 alcool; saturation de l'acide. Est de l'éther nitreux alcoolisé.

Acide phosphorique. Cod. densité de 1,45. Germ. densité de 1,12.

Acidum hydrochloricum dilutum; acide et eau part. ég. Seulem. dans Germ.

Spiritus aetheris chlorati. Ether chloreux alcoolisé, obtenu par distillation. Seulem. dans Germ.

Acide sulfhydrique dissous. Seulem. dans Cod.

Acide cyanhydrique (prussique) médicinal. Seul. dans Cod.

Acide chromique; solution officinale. Acide et eau part. ég. Seulem. dans Cod.

Acetum pyrolignosum crudum et rectificatum. Seulem. dans Germ.

Vinaigre radical. Cod. densité de 1,075 à 1,083; odeur d'acétone. Germ. (*acidum aceticum dilutum*) : densité de 1,040 ; sans odeur empyreumatique.

Vinaigre distillé. Cod. obtenu par distillation du vinaigre de vin. Germ. (*acetum purum*): mélange du précédent 1 et eau 4.

Acide benzoïque par voie humide. Seulem. dans Codex.

Acide gallique. Seulem. dans Codex.

Alcaloïdes et sels; corps neutres; divers.

Dans le Codex seulem.: Digitaline. Narcéine. Narcotine. Pepsine (la Germ. a un vin de Pepsine).

Dans la Germ. seulem. : Caféine. Chlorure d'éthylène (liqueur des Hollandais). Eau de Créosote (*aqua Kreosoti*):

1 Créosote sur 100 eau. Ergotine (*Extractum secalis cornuti*): maceratum aqueux évaporé à certaine consistance, repris par l'alcool et évaporé à consistance d'extrait. Hydrate de chloral. Iodoforme. Sulfure de carbone. Acétate de morphine. Citrate de fer et de quinine (*Chininum ferro-citricum*).

Chlorhydrate de quinine. Tannate de quinine. Quinoïdine.

Composés et sels à bases inorganiques.

Ammoniaque.

Valérianate d'ammoniaque. Seulem. dans Codex.

Carbonate d'ammoniaque empyreumatique. Codex le prépare par distillation de la corne de cerf. Germ. (*Ammonium carbonicum pyro-oleosum*): mélange de Carbonate d'ammoniaque 32 et huile animale éthérée 1.

Succinate d'ammoniaque impur. Codex le prépare en saturant l'esprit volatil de corne de cerf avec le sel volatil de succin. Germ. (*Liquor ammonii succinici; Liquor cornu cervi succinatus*) sature l'acide succinique avec le carbonate d'ammoniaque empyreumatique. La préparation du Codex doit être plus empyreumatique.

Dans la Germ. seulem.: Phosphate d'ammoniaque. *Liquor ammonii caustici spirituosus:* alcool saturé par un courant de gaz ammoniaque. *Liquor ammonii anisatus:* essence d'anis 1, alcool 24, ammoniaque liq. 5. *Liquor ammonii carbonici:* carbonate d'ammoniaque 1, eau distillée 5. *Liquor ammonii carbonici pyro-oleosi:* carbonate d'ammoniaque empyreumatique 1, eau distillée 5.

Antimoine.

Protochlorure d'antimoine solide. Seulem. dans Codex. Les deux ont le liquide (*Liquor stibii chlorati*).

Oxide. Acide antimonique. Antimoine diaphorétique lavé. Seulem. dans Codex.

Le Kermès est dans la Germ. sous le nom de *Stibium sulfuratum rubeum.*

Argent.

La Germ. a un crayon de Nitrate d'argent 1, avec Nitrate de Potasse 2 (*Argentum nitricum cum Kali nitrico*).

Arsénic.

La solution d'Arsénite de potasse, liqueur de Fowler du Codex, contient 1 d'acide arsénieux sur 100 de liqueur. La Germ. (*Liquor Kali arsenicosi*): 1 sur 90; sans alcoolat de Mélisse comp.

La solution de Pearson n'est pas dans la Germ.

Bismuth.

Valérianate de Bismuth. Seulem. dans Germ.

Chaux.

Eau de Chaux. La Germ. ne rejette pas la première eau.

Elle n'a pas la solution de Chlorure de Chaux et le Sulfure de Calcium impur.

Cuivre.

Oxide noir. Seulem. dans Germ.

Fer.

Oxide noir de fer. Tartrate ferrico-potassique pur. Seulem. dans Codex.

Dans la Germ. seulem.: *Ferrum oxydatum saccharatum solubile;* poudre soluble dans eau 5 parties et contenant en 100 p., 3 p. de fer métallique.

Ferrum chloratum. Chlorure ferreux solide.

Tinctura Ferri chlorati. Chlorure ferreux 25, alcool étendu 225, acide chlorhydrique pur 1.

Liquor Ferri chlorati. Solution aqueuse de chlorure ferreux, contenant 10 p. de Fer en 100 de liqueur.

Liquor Ferri sesquichlorati. Sa densité est de 1,48; celle du chlorure ferrique du Codex est de 1,26.

Tinctura Ferri chlorati aetherea. Perchlorure de Fer liq. 1, Ether alcoolisé 14, Acide hydrochlorique 1. 100 p. contiennent 1 p. de Fer.

Ammonium chloratum ferratum. Poudre composée de Chlorure ammonique et de Perchlorure de Fer ; 7,25 du dernier en 100 de poudre.

Ferrum iodatum saccharatum. La Germ. n'a pas l'Iodure ferreux cristallisé, mais une poudre composée d'Iodure de Fer et de Sucre de lait ; 20 d'Iodure sur 100 de poudre.

Ferrum iodatum. Solution d'Iodure ferreux préparée extemporanément avec du Fer et de l'Iode et contenant 10 p. d'Iodure sur 20 d'eau. Elle entre dans les prescriptions magistrales liquides, et doit être d'abord évaporée pour être incorporée à une masse pilulaire. Les pilules officinales d'Iodure ferreux du Codex sont plus pratiques et plus stables et méritent la préférence.

Ferrum carbonicum saccharatum. Poudre contenant en 100 p. 20 p. de Carb. ferreux.

Liquor Ferri sulfurici oxydati. Solution aqueuse de Sulfate ferrique, contenant en 100 p. 8 p. de Fer.

Ferrum sulfuricum oxydatum ammoniatum. Sulfate ferrico-ammonique.

Ferrum phosphoricum. Phosphate ferreux.

Liquor Ferri acetici. Solution d'Acétate ferrique, contenant en 100 p. 8 p. de Fer.

Tinctura Ferri acetici aetherea. Acétate de Fer liq. 9, Alcool 2, Ether acétique 1. Contient en 100 p. 6 p. de Fer.

Ferrum citricum oxydatum. Citrate ferrique solide.

Tartarus ferratus. Tartrate de Potasse et de Fer impur, seulement pour usage externe et remplaçant les Boules de Mars.

Natrum pyrophosphoricum ferratum. Pyrophosphate de Fer et de Soude en poudre.

Extractum Ferri pomatum. Malate de Fer impur, de consistance d'extrait, contenant du Fer en quantité variable, en moyenne de 7 à 8 pour 100.

Tinctura Ferri pomata. Extrait de Fer pommé 1, dissous dans Eau de cannelle vineuse 9. Remplace la Teinture de Mars tartarisée du Codex.

Lithine.

Carbonate de Lithine. Seul. dans Germ.

Magnésie.

Lactate de Magnésie. Sulfate de Magnésie sec (*Magnesia sulfurica sicca*), poudre obtenue par efflorescence et qui est officinale quand on prescrit la poudre. Les deux seul. dans Germ.

Citrate de Magnésie. Seul. dans Codex. La Germ. un Citrate effervescent (*Magnesia citrica effervescens*) ; poudre granuleuse, contenant en 36 p., 14 p. de Citrate.

Manganèse.

Sulfate de Manganèse. Seul. dans Codex.

Mercure.

Cyanure de Mercure. Nitrate acide mercurique (caustique). Liqueur de Van Swieten. Seul. dans Codex.

Précipité blanc (Chloramidure), (*Hydrargyrum praecipitatum album*). Solution de Nitrate mercureux (*Liquor Hydrargyri nitrici oxydulati*) ; contenant en 100 p., 10 p. de Nitrate mercureux. Eau phagédénique noire. Les trois seul. dans Germ.

Or.

Le Chlorure d'Or simple. Seul. dans Codex.

Plomb.

Aqua Plumbi Goulardi. La Germ. remplace l'alcoolat vulnéraire par de l'alcool étendu ; même composition du reste. Elle a en outre une *aqua Plumbi,* composée de Extr. Satuni 1, Eau dist. 49.

Plumbum tannicum pultiforme de la Germ., est un Tannate de Plomb en magma.

Potasse.

Le Codex a seul : Potasse à l'alcool ; Cyanure de potassium ; Bichromate de Potasse ; poudre de Vienne ; Caustique de Filhos.

La Germ. a seule : outre le Carbonate du tartre, *Kali carbonicum crudum* et *depuratum ; Kalium sulfuratum,* sulfure de Potassium pour l'usage interne ; *Liquor Kali caustici,* 1 Potasse hydratée dans 2 Eau ; *Liquor Kali carbonici,* 1 p. de Carb. Potasse sec dans 2 Eau ; *Liquor Kali acetici,* 1 p. d'Acétate de Potasse sec dans 2 Eau.

Soude.

Le Codex a seul : Monosulfure, Trisulfure et Quintisulfure de Sodium.

La Germ. a seule : *Natrum carbonicum siccum,* Carbonate effleuri qui est la poudre de Carbonate de soude officinale ;

Natrum sulfuricum siccum, comme le précédent ; *Natrum nitricum*, Nitre cubique ; *Liquor Natri carbolici*, solution de Phénate de Soude composée de part. égal. d'ac. Carbolique et de solution de Soude caustique ; *Natrum santonicum*, Santonate de Soude.

Zinc.

Le Codex a seul : le Cyanure de Zinc.

La Germ. a seule : le Sulfophénate de Zinc (*Zincum sulfocarbolicum*).

Préparations pharmaceutiques et formules officinales.

I. FORMES SOLIDES.

Chocolats, *Cigarettes*, *Trochisques escharotiques*, manquent dans la Germ. *Eponges préparées* à la cire et à la ficelle sont dans les deux.

Espèces.

Les espèces ordinaires se valent à peu près dans les deux. Je signalerai pour leurs différences : Les *Espèces sudorifiques*, composées d'après le Codex de Gayac, Salsepareille, Squine et Sassafras, part. ég. ; d'après la Germ. (*species ad decoctum lignorum*), de Gayac 4, racines de Bardane et de Bugrane ââ 2, Réglisse et Sassafras ââ 1. *Les Espèces purgatives* (thé de St-Germain), qui d'après le Codex contiennent en 28 p., 12 p. de feuilles de séné, et d'après la Germ. (*species laxantes St-Germain*), en 39 p., 16 de feuilles de séné traitées par l'alcool.

Dans le Codex seul, se trouvent les esp. amères, anthelminthiques, astringentes, carminatives, diurétiques, narcotiques, béchiques, vulnéraires (thé suisse).

Dans la Germ. seule, sont des *species ad gargarisma* (feuill. Guimauve, fleurs de Sureau et de Mauve ââ p. ég.).

Oléosaccharures.

Codex : 1 goutte d'huile essent. sur 4,00 de sucre. Germ.: 1 goutte sur 2,00 sucre.

Poudres.

La Germ. prépare la poudre de Coloquinte (*fructus Colocynthidis praeparati*) avec la gomme arab. 1 sur Coloq. 5.

Pulvis aërophorus. Germ. mélange de Bicarb. Soude 10, ac. Tartriq. 9, sucre 19. Elle n'a pas les poudres gazeuses neutres du Codex.

Pulvis aërophorus anglicus, Soda Powder, répond à la poudre gazeuse alcaline du Codex; les paquets sont séparés.

Pulvis aërophorus laxans. Germ. Sel de Seignette 7,50, Bicarb. Soude 2,50; mêlez pour 1 paquet. Acide tartriq. 2,00 en 1 paquet séparé. La poudre gazogène laxative du Codex est composée de : Bicarb. Soude 2, Tartrate de Potasse et de Soude 6; mêlez pour 1 paquet; Acide tartriq. 2 en 1 paquet séparé.

Pulvis Ipecacuanhae opiatus. Pulvis Doweri. Germ. Sulfate Potasse 8, Opium, rac. d'Ipéca., ââ 1. — Codex : Nitrate Potasse, Sulfate Potasse, ââ 4, rac. d'Ipéca., rac. de Réglisse, Extrait d'Opium sec, ââ 1. D'après la Germ. 1,00 de poudre renferme 0,10 d'Opium ; d'après le Codex, 1,00 contient 0,09 d'extrait d'opium sec. *La seconde est donc du double plus forte en opium que la première.*

Pulvis temperans. Germ. Nitre 1, Crême de Tartre 3, Sucre

6. — Codex : Poudre tempérante de Stahl : Nitre, Sulfate Potasse ââ 9, Sulfure rouge de Mercure 2.

Pulvis arsenicalis Cosmi. Germ. Acide arsénieux 40, Cinabre 120, Charbon animal 8, Sang dragon 12. — Codex: Poudre escharotique arsénicale forte (formule du frère Côme) : Acide arsénieux 1, Sulfure rouge de Mercure 5, Eponge torréfiée 2. La première contient 1 d'acide en 4,50 de poudre ; la seconde 1 en 8.

La Poudre escharotique arsénicale faible (formule d'Ant. Dubois) : Acide arsénieux 1, Cinabre 16, Sang dragon 8 (1 d'acide en 25 poudre), n'est pas dans Germ.

La Limonade sèche au Citrate de Magnésie et des formules de Poudres dentifrices n'existent pas dans Germ.

Dans Germ. seule sont :

Pulvis aromaticus. Cannelle 5, petite Cardamome 8, Gingembre 2.

Pulvis gummosus. Gomme arab. 3, rac. de Réglisse 2, Sucre 1.

Pulvis ad limonadam. Sucre 120, Acide citrique 10, Essence de citron goutte 1.

Pulvis liquiritiae compositus. Feuilles de Séné, rac. de Réglisse ââ 2, Fenouil, Fl. de Soufre lav. ââ 1, Sucre 6.

Pulvis Magnesiae cum Rheo (pulvis infantium). Magnésie blanche 6, Oléosaccharum de fenouil 4, Rhubarbe 1,50.

Cetaceum saccharatum. Poudre composée de Blanc de baleine 1, Sucre 3.

Tablettes et Pastilles.

La Germ. les prépare sans mucilage, en arrosant d'alcool le mélange des poudres.

Dans les deux :

Trochisci Natri bicarbonici. Germ. 0,10 de sel par tablette, sans aromatiser. Codex: Tablettes de Bicarbonate de soude, 0,025 par tabl.

Trochisci Ipecacuanhae. Germ. les prépare avec le digestum d'Ipéca., 0,005 par tabl. Codex: tablettes d'Ipéca., avec la racine, 0,01 par tabl.

Trochisci Magnesiae ustae. Tabl. au Chocolat et Magnésie calcinée 0,10. Codex, Tabl. de Magnésie, avec l'hydrocarbonate 0,20 et pas au Chocolat.

Trochisci Santonini. Germ. Tabl. au Chocolat et de deux sortes: l'une avec 0,05, l'autre avec 0,025 de Santonine. Codex, Tabl. de 0,01 de Santonine.

Pastilles de Menthe: les mêmes.

Dans Germ. seule:

Trochisci morphini acetici, 0,005 par tabl.

Dans Codex seul: Tablettes de Baume de Tolu; de Cachou; au Calomel; de Charbon; de Chlorate de Potasse; d'Eponge torréfiée; ferrugineuses; de Gomme arab.; de Guimauve; de Kermès; de Lichen d'Islande; de Magnésie et Cachou; de Manne; de Menthe poivrée (anglaises); de Soufre; de Sous-nitrate de Bismuth.

II. FORMES MOLLES.

La Germ. ne parle pas des *Capsules gélatineuses*, des *Perles*, des *Conserves*, des *Cataplasmes* et des *Suppositoires*.

Electuaires.

Germ. n'en a que deux.

Electuarium e Senna (electuarium lenitivum). Feuille de Séné 10, Coriandre 1, Sirop blanc 50, Pulpe de Tamarin purif. 15. — L'Electuaire de Séné composé du Codex est bien plus compliqué.

Electuarium theriaca. La Thériaque de la Germ. est réduite à sa plus simple expression : Opium, Vin d'Espagne, rac. d'Angélique, de Serpentaire de Virginie, de Valériane, Scille, rac. de Zédoaire, Cannelle, petite Cardamome, Myrrhe, Sulfate ferreux, Miel. 100 part. en renferment 1 d'opium ; la thériaque du Codex 1,25 sur 100.

On peut faire bon marché des autres Electuaires du Codex, tels que le Diascordium, etc.

Extraits.

La préparation, et comme conséquence, l'activité des extraits diffèrent notablement dans les deux Pharmacopées pour une partie d'entr'eux. Les deux ont des extraits préparés avec les sucs naturels, avec l'alcool, l'eau, l'éther alcoolisé; mais les liquides médicamenteux ne sont pas toujours obtenus et traités de la même manière. Dans le Codex, les sucs naturels sont chauffés pour coaguler l'albumine et opérer ainsi une clarification, puis évaporés. La Germanique prescrit également la clarification ; mais après avoir évaporé le liquide à la moitié de son volume, elle le traite par l'alcool et retire l'extrait de ce liquide alcoolique. C'est ainsi que sont préparés les extraits de Belladone* (feuilles); Ciguë* ; Digitale ; Jusquiame* ; Stramoine* ; Chélidoine ; Gratiole ; Laitue vireuse*.

Les extraits marqués d'un astérisque se trouvent également dans le Codex ; mais je ne crois pas que les deux préparations aient la même valeur ; les extraits de la Pharmacopée germanique me paraissent être plus actifs que ceux du Codex. C'est à l'expérience à prouver si cette opinion est vraie et à indiquer quelle est la valeur de la différence.

Le Codex prescrit encore un extrait alcoolique de la plupart des substances précédentes. Ce sont : l'Aconit, la Belladone, la Ciguë, la Jusquiame et la Stramoine. La Digitale

BIBLIOTHÈQUE NATIONALE R.F.

a également deux extraits, l'un préparé par l'eau et l'autre par l'alcool. Tous ces médicaments ne donnent qu'un seul extrait dans la Germ., et cet extrait me paraît devoir se rapprocher de l'extrait alcoolique du Codex plus que de l'extrait aqueux. Or, il faut se rappeler que ce dernier est l'extrait légal si le médecin n'a rien spécifié, et qu'il est presqu'exclusivement employé ; j'engage donc mes confrères à diminuer un peu les doses du nouveau médicament, jusqu'à ce que l'expérience leur ait prouvé le cas qu'il y a à faire de mon observation.

La Germ. n'a pas les extraits de *semences* de Stramoine, de Belladone, de Ciguë, de Colchique et de Jusquiame.

L'Aconit mérite encore une mention spéciale. Le Codex en prépare aussi deux extraits ; l'un avec le suc de feuilles, l'autre avec l'alcool. La Germ. n'emploie pas du tout les feuilles; elle ne connaît que la racine. Elle prescrit un extrait hydro-alcoolique de racine d'Aconit qui est infiniment plus actif surtout que l'extrait aqueux du Codex, à en juger par la valeur d'une préparation de ce genre, fournie, il y a une dizaine d'années déjà, par notre regretté pharmacien en chef de l'hôpital civil, M. Hepp.

La Germ. fait évaporer à siccité un plus grand nombre d'extraits que le Codex ; par ex., les extraits de Coloquinte, de Noix vomique, d'Aloès, d'Opium etc.

Les autres extraits étant moins importants, je me bornerai à citer ce qu'il y a de particulier dans la Pharmacopée germanique.

Elle a conservé l'extrait aqueux de Noix vomique à côté de l'extrait alcoolique.

Extractum Ferri pomatum. Malate de Fer impur, contenant en 100 p. à peu près 7 à 8 p. de fer.

Extractum Malti. Extrait de Malte.

Extractum Malti ferratum. L'extrait précédent, renfermant en 100 p. 2 p. de pyrophosphate de fer citro-ammoniacal.

Extractum secalis cornuti. Ergotine. Extrait aqueux mou d'ergot de seigle, repris par l'alcool étendu.

Fel tauri depuratum siccum. Fiel de bœuf, traité par l'alcool, décoloré par le charbon et évaporé à siccité. Le *Fel tauri inspissatum* est conservé.

Un extrait alcoolique de Chanvre indien ; de Garou (celui du Codex est à l'éther alcoolisé). Un extrait à l'éther alcoolisé de Semen contra (également dans Codex) ; de Cubèbe. L'extrait éthéré de Fougère mâle se trouve dans les deux.

Enfin, l'extrait de viande de Liebig est officinal (*Extractum Carnis Liebig*).

L'extrait de Brou de Noix et l'extrait éthéré de Cantharides ne s'y trouvent pas.

La Germ. a quelques extraits composés :

Extractum Aloës acido sulfurico correctum. Extrait d'Aloès 8, Eau 32, Acide sulfurique 1. Evaporé à siccité.

Extractum Colocynthidis compositum. Extrait de Coloquinte 3 Aloès, 10, Résine de scammonée 8, Extrait de Rhubarbe 5. Evaporé à siccité.

Extractum Rhei compositum. Extrait de Rhubarbe 3, extrait d'Aloès 1, Eau distill. 4, Savon de Jalap 1 dissous dans Alcool étendu 4. Evaporé à siccité.

Gelées.

La Germ. en a deux: celle de Carragaheen et celle de Lichen d'Islande (encore assez amère). Les autres du Codex, la gelée de Corne de cerf, de Lichen au quinquina et de Mousse de Corse, ne s'y trouvent pas.

Les deux ont le Saccharure de Lichen d'Islande (*gelatina Lichenis islandici saccharata sicca*).

Pâtes.

Il s'en trouve deux dans la Germ.: celle de Gomme arabique et celle de rac. de Réglisse. La pâte de Canquoin, au chlorure de zinc, n'y est pas.

Pilules.

La Germ. est bien pauvre en pilules ; elle en renferme les 4 formules suivantes :

Pilulae aloëticae ferratae. Sulfate ferreux, Aloès ââ 0,05 par pil.

Pilulae Ferri carbonici. Pilules de Vallet.

Pilulae Jalapae. Savon de Jalap 0,075, poudre de Jalap 0,025 par pilule.

Pilulae odontalgicae. Composées d'Opium, rac. de Belladone, de Pyrèthre, essence de Cajeput et de Girofle.

Cette pénurie de prescriptions et de préparations officinales est à déplorer. Il est dans le Codex un certain nombre de formules de pilules faciles à prescrire et à préparer et dont le caractère officiel est favorable à la commodité du médecin et du pharmacien. Je passe volontiers condamnation sur leur absence. Mais il n'en est pas de même pour d'autres pilules d'un usage bien fréquent, les unes connues généralement sous un nom quelconque, comme celle de Bontius, de Meglin, d'Anderson, etc., les autres d'une préparation difficile, demandant beaucoup de temps, ou ne pouvant pas être faites en petit nombre (par ex. pilules d'iodure ferreux). Ce sont là des préparations que nous regretterions vivement si les Pharmaciens ne voulaient plus les faire officinalement.

Les granules, les capsules gélatineuses et les perles ne sont pas mentionnées dans la Germ.

Cérats. Pommades. Onguents.

La Germ. ne fait aucune différence entre ces trois préparations ; les cérats sont composés de cire et de corps gras ; les pommades ne contiennent que des corps gras ; les onguents renferment des corps résineux ou de la térébenthine. Généralement, on appelle indistinctement ces deux derniers, pommades ou onguents ; et c'est à tort, parce qu'il n'est pas toujours indifférent de prendre l'un ou l'autre de ces composés. A cause de cette confusion dans la Germ., je crois plus profitable de prendre pour point de départ les prescriptions et les noms du Codex, qui fait la distinction, et de leur comparer ceux de la Pharmacopée allemande.

a) Cérats.

Cérat simple du Codex (huile d'amand. d. 3, Cire bl. 1), remplacé par *Ceratum Cetacei*. Cire blanche, Blanc de baleine ââ 2, Huile d'amandes douces 3.

Cérat jaune (Cire jaune 10, Huile d'amand. d. 35, Eau 25). Germ. *unguentum cereum*. Huile d'Oliv. 5, Cire jaune 2.

Cérat de Galien. N'existe pas.

Cérat de Belladone, de Jusquiame (extrait 1, Cérat 9). Germ. *unguentum Belladonnae*, *Hyosciami*, *Conii*, *Digitalis*, *Sabinae*, ont la même composition, 1 et 9, mais avec *unguentum cereum*, au lieu de Cérat.

Cérat opiacé (extr. Opium 1, Cérat de Galien 99). Germ. *unguentum opiatum*. Extr. d'Opium 1, *ung. cereum* 19.

Cérat laudanisé. N'existe pas.

Cérat saturné (Extrait de Saturne 1, Cérat de Galien 9). Germ. *ung. Plumbi*. Extrait de Saturne 3, Cire jaune 8, Axonge 29.

Cérat soufré. N'existe pas.

Cérat à la rose (pommade pour les lèvres). Germ. *Ceratum rubrum*.

Cold-Cream du Codex est Germ. *ung. leniens* (sans teinture de Benjoin), et renferme presque le double de blanc de baleine.

b) **Pommades.**

Dans la Germ., l'Axonge n'est pas benzoïné.

Pommade épispastique jaune (par digestion des Cantharides), répond à l'*unguentum Cantharidum*; la première 1 de Canthar. et 16, le second, 1 et 6 de pommade.

Pommade épispastique verte (Cantharides en poudre et Pomm. populeum, 1 et 32). Germ. *ung. acre.* Cantharides en poudre 5, Euphorbe 1 sur 35,5. Ainsi beaucoup plus forte.

Pomm. épispastique au Garou (Extrait éthéré 1 et 25 Pomm.). Germ. *ung. Mezerei.* Extrait 1 et 9.

Baume Nerval. Germ. *ung. rosmarini compositum* (*ung. nervinum*). Composition différente, mais action analogue.

Pomm. populeum. Germ. *ung. populi.* Proportion de bourgeons de peuplier beaucoup plus forte et sans les feuilles narcotiques.

Pomm. rosat. Germ. *ung. rosatum.* Composition analogue.

Pomm. de Carbonate de plomb. (1 et 5 pomm.). Germ. *ung. Cerussae.* 1 et 2 pomm. De plus, *ung. Cerussae camphoratum.* Camphre 5, *ung. cerussae* 100.

Pomm. d'oxide de Zinc. Germ. *ung. Zinci.* Même composition.

Pomm. d'iodure de potassium (4 et 30 pomm.). Germ. *ung. Kalii iodati,* 4 sur 36 avec addition d'un peu d'hyposulfite de soude.

Pomm. nitrique. Germ. *ung. oxygenatum.* Est préparé avec le double d'ac. azotique.

Pomm. mercurielle à parties égales, Ong. mercuriel double, napolitain (parties égales de mercure et d'axonge), et Pomm. mercurielle faible du Codex, sont représentées dans la Germ. par *ung. Hydrargyri cinereum.* Mercure 1, graisse 2.

Pomm. d'oxide rouge de mercure (1 sur 15). Germ. *ung. Hydrargyri rubrum,* 1 sur 9; et *ung. ophthalmicum,* 1 sur 49.

Pomm. soufrée (15 sur 40). Germ. *ung. sulfuratum simplex,* 1 sur 2 ; et *ung. sulfuratum compositum.* Fleurs de soufre, oxide de Zinc ââ 1, Axonge 8.

Pomm. stibiée (1 sur 3 ax.). Germ. *ung. Tartari stibiati,* 1 sur 4.

Dans le Codex seul se trouvent :

Pomm. ammoniacale de Gondret ; camphrée ; de Chloroforme ; de Concombres ; d'iodure de Plomb ; d'iodure de Potassium ioduré; de Goudron; de Laurier; de protoiodure de Mercure ; citrine ; de Régent ; de Desault ; phosphorée ; d'Helmerich.

Dans la Germ. seule se trouvent :

Ceratum myristicae (avec beurre de Muscade); *ung. Hydrargyri praecipitati albi* (1 sur 9 ax) ; *ung. Linariae* et *ung. Majoranae* (par digestion des plantes sèches); *ung. ophthalmicum compositum* (de St-Yves), (oxide rouge de mercure, oxide de zinc, camphre), *ung. Plumbi tannici*; (tannate de plomb humide, glycéré d'amidon part. égal.).

c) Onguents.

Onguent d'Althaea. Germ. *ung. flavum.* Moins résineux et térébenthiné.

Onguent d'Arcaeus. Germ. *ung. Elemi.* A peu près même composition.

Onguent Basilicum. Germ. *ung. Basilicum.* A peu près même composition.

Onguent digestif simple. Germ. *ung. Terebinthinae compositum.* Renferme de plus de la myrrhe et de l'Aloès et peut remplacer l'ong. digestif animé du Codex. Germ. a encore *ung. Terebinthinae* (Térébenthine, Cire jaune, Essence de Térébenthine ââ part. égal.).

Les onguents digestif mercuriel et de Styrax manquent dans Germ.

La Germ. a seule :

Ceratum resinae Pini (Cire jaune, Résine, Suif, Térébenthine).

Ceratum aeruginis (Cire jaune, Résine, Térébenth., vert de gris 1 sur 22).

Unguentum diachylum Hebrae (Emplâtre simple, Huile de lin ââ part. ég.).

Ung. narcotico-balsamicum Hellmundi (Litharge, Extrait de Ciguë, Cérat, Baume du Pérou, Teint. d'opium safranée).

Ung. arsenicale Hellmundi (poudre de Come 1, onguent précédent 8).

Glycérés.

La Germ. a seulement *unguentum Glycerini* (Amidon 2, Eau 1, Glycérine 10). Le glycéré d'amidon du Codex contient Amidon 1, Glycérine 15. La Germ. n'a pas de glycéré médicamenteux.

Emplâtres.

a) Emplâtres résineux.

Emplâtre de Gomme ammoniaque. Germ. *emplastrum ammoniaci.* Ajoute encore du Galbanum.

Emplâtre céroëne (au minium). Germ. *emplastrum Minii rubrum*. Sans les résines et les poix, simplement au minium et au camphre.

Emplâtre d'extrait de Belladone ; de Ciguë ; de Jusquiame (Extrait alcoolique 3 sur 1 de masse emplastique). Germ. *emplastrum Belladonnae*, etc., et de plus *Meliloti* (poudre de feuilles 1 sur 3 de masse emplastique). Germ. de plus : *emplastrum Conii ammoniacatum* (Empl. de Ciguë 9, Gomme ammoniaque, Vinaigre scillitique ââ 2).

Emplâtre cantharidé ; empl. vésicatoire. Germ. *emplastrum Cantharidum ordinarium*. Celui du Codex contient la moitié de Cantharides ; le second 1 sur 3.

La Germ. a de plus : *emplastrum Cantharidum perpetuum* (Cantharides et Euphorbe) ; *empl. aromaticum ; empl. Picis irritans* (Euphorbe 1 sur 18) ; *empl. oxycroceum* (résines, gommes-résines, safran) ; *empl. opiatum* (poudre d'opium 1 sur 20) ; *emplastr. foetidum* (asa fœtida, gomme ammoniaque).

Dans le Codex seul : Emplâtre agglutinatif ; de Poix de Bourgogne ; d'acétate de Cuivre.

b) Emplâtres avec oxide de Plomb.

Emplâtre simple. Germ. *emplastrum lithargyri simplex*.

Emplâtre diachylon gommé. Germ. *emplastr. lithargyri compositum ;* plus simple.

Emplâtre mercuriel (de Vigo). Germ. *emplastr. Hydrargyri ;* même proportion de mercure ; composition plus simple.

Emplâtre de Savon camphré. Germ. *emplastr. saponatum*.

Emplâtre de Savon ; seulem. dans Codex.

La Germ. a de plus : *Emplastrum adhaesivum* (Acide oléique, Litharge, Colophane, Suif).

Emplastr. Cerussae. Emplastr. Galbani crocatum.

L'emplâtre de la mère se trouve dans les deux (*emplastr. fuscum*).

La Germ. contient encore un *emplast. fuscum camphoratum* (camphre 1 sur 100).

Sparadraps.

Seulement dans le Codex, à l'exception d'une toile de Mai découpée pour les cautères (*emplastr. ad fonticulos*). Le Sparadrap de Thapsia et les mouches de Milan ne sont pas dans la Germ.

Le Taffetas d'Angleterre est dans les deux (*emplastr. adhaesivum anglicum*).

La Germ. a de plus un *emplastr. Mezerei cantharidatum*, taffetas adhésif avec teinture éthérée de ces deux substances.

Les papiers emplastiques sont représentés dans la Germ. seulement par un papier résineux, anti-rhumatismal (*charta resinosa*). Le Codex a de plus les papiers à cautère, épispastique, au garou, dit chimique, goudronné (empl. du pauvre homme).

Parmi les papiers à fumigations, le papier nitré (*charta nitrata*) est seul dans les deux.

Dans le Codex on trouve de plus le papier arsénical et le Carton fumigatoire.

La Germ. n'a pas de formule de fumigation aromatique, tel que les clous odorants.

Savons.

La Germ. a le *Sapo domesticus ; Sapo oleaceus* (de Venise) ; *Sapo viridis* (de potasse). Le *Sapo medicatus* est comme celui du Codex. Elle prescrit de plus : *Sapo jalapinus ;* résine de Jalap, Savon médicinal ãã. p. ég., dissous dans l'alcool et évaporé en consistance pilulaire (4 de résine donnent 9 de masse pilulaire). On en fait les *pilulae Jala-*

pae. Sapo terebinthinatus (Savon de Venise, Essence de téréb. āā 6, Carb. Potasse 1). Elle n'a pas le Savon de moëlle de bœuf et le Savon calcaire (liniment calcaire).

III. FORMES LIQUIDES.

Les *Bières médicinales*, les *Collutoires*, les *Gargarismes*, les *Collyres*, les *Eaux minérales artificielles* manquent dans la Germ.

Eaux distillées.

Les Eaux distillées de la Germ. sont en général plus faibles que celles du Codex. Le dernier distille sur 1 de plante, de 1 à 4 d'eau ; la première, sur 1 de plante, 10, 20 à 30 d'eau. La Germ. prescrit cependant un certain nombre d'eaux distillées concentrées (Camomille, Mélisse, Framboise, Sauge, Sureau, Tilleul), contenant un peu d'alcool et servant à préparer extemporanément les eaux distillées ordinaires, en en mélangeant 1 p. avec 9 p. d'eau distillée.

La Germ. prépare aussi une *aqua Cinnamomi spirituosa* et une *aqua Menthae piperitae spirituosa*, en distillant ces substances avec de l'eau additionnée d'alcool.

L'eau de Laurier-cerise des deux diffère en concentration ; celle du Codex est dosée à 0,50 d'acide cyanhydrique sur 1000, celle de la Germ. à 1 sur 1000.

La Germ. a de plus une *aqua amygdalarum amararum*, dosée, comme la *aqua lauro-cerasi*, à 1 d'acide sur 1000, et une *aqua amygdalarum amararum diluta* (*aqua cerasorum*), composée de 1 de la précédente et 19 d'eau distillée.

La Germ. contient une *aqua opii* (opium 1, eau 10, distillez 5), d'odeur, et probablement d'action faibles.

Elle n'a pas l'Eau de Laitue, que nous employons parfois.

Il s'y trouve deux eaux distillées composées : *Aqua aromatica* (Sauge, Romarin, Menthe, Lavande, Fenouil, Cannelle, Eau et Alcool ; distillez) ; *Aqua foetida antihysterica* (Galbanum, Asa fœtida, Myrrhe, Valériane, Zédoaire, Angélique, Menthe poivrée, Serpolet, Camomille rom., Castoréum du Canada, Alcool et Eau ; distillez).

Emulsions.

Elles sont peu représentées dans la Germ. Celle-ci les formule en général : pour les émulsions de semences, 1 p. de semences sur 10 de Colature ; pour les émulsions huileuses, Huile 2, Gomme arab. 1, Eau 17. A moins de prescription spéciale, le pharmacien doit prendre l'huile d'amandes douces.

Emulsio amygdalarum composita. Amand. douces 4, Semences de Jusquiame 1, Eau de cerises 64, Sucre 6, Magnésie calcinée 1.

Pas de Looch.

Huiles médicinales.

Elles sont à peu près les mêmes dans les deux Pharmacopées.

Le Baume tranquille du Codex n'est pas dans la Germ.

L'huile phosphorée de la Germ. est composée de Phosphore 1, Huile d'amand. douces 80 ; celle du Codex, de Phosphore 2 sur 100 d'huile. Dans la seconde préparation, il reste beaucoup de phosphore non dissous ; il paraît en arriver de même dans la première, puisque la Germ. prescrit de séparer avec soin le phosphore qui pourrait se trouver encore à l'état solide.

La Germ. prescrit une huile de lin soufrée et une essence de térébenthine soufrée.

Parmi les *Huiles essentielles*, la Germ. a seule l'huile de Cajeput, l'essence de Moutarde et celle de Valériane.

Liniments.

Ils sont rares dans la Germ. Liniment ammoniacal : Codex 1 ammoniaque, 9 d'huile ; Germ. 1 et 4. Linim. ammoniacal camphré, dans les deux. Opodeldoch, id. La Germ. a un Opodeldoch liquide, *Linimentum saponato ammoniatum*, mais pas le liniment calcaire du Codex.

Mellites.

La Germ. n'a qu'un seul mellite médicamenteux, celui de Roses (*mel rosatum*) ; le Codex prescrit encore ceux de Bulbes de Colchique, de Mercuriale et de Scille.

Les Oxymellites de Scille et de Colchique sont dans les deux (*Oxymel Scillae* et *Colchici*).

Mucilages.

Mucilage de Coing : Codex 1 sur 5 ; Germ. (*mucilago Cydoniae*) 1 sur 50.

Mucilage de Gomme arab. : Codex part. ég. de Gomme et d'Eau ; Germ. Gomme 1, Eau 2.

Le Mucilage de Gomme adragant se trouve seulement dans le Codex. et celui de Salep (*mucilago Salep*) seulement dans la Germ.

Potions.

Pour les décoctions et les infusions, si le médecin ne spécifie pas les quantités, la Pharmacopée germanique les précise de la manière suivante : décoction ou infusion simple, 1 de substance ; id. concentrées, 1 1/2 de substance ; id. très-concentrées, 2 de substance sur 10 de Colature.

La Germ. donne peu de formules de potions. Ce sont : *Potio Riveri*. Acide citrique 4, Eau distill. 190 ; f. dissoudre, ajout. par petit. part. Carbonate de Soude pur 9 ; bouchez après la solution effectuée. Cette formule est défectueuse; c'est l'acide carbonique que le médecin recherche dans cette potion, et non le citrate de Soude, et dans cette manière de faire, presque tout le gaz s'est échappé.

Mixtura gummosa. Gomme arab., Sucre ââ 15, Eau distillée 170.

Infusum Sennae compositum (Eau laxative de Vienne). Feuilles de Séné 2, Eau bouill. 12, Sel de Seignette 2, Manne 3, pour 15 de Colature. Ainsi, en 90 grammes, il y a Séné et Sel de Seignette ââ 12, Manne 18.

Sirops.

Le *Syrupus simplex* de la Germ. est composé de Sucre très-blanc 18, Eau distillée 10.

Dans les deux se trouvent, avec à peu près la même composition, les Sirops d'Amandes, de Camomille, de Cannelle (Germ. plus chargé), de Cerises, d'Acide citrique (Germ. avec suc de citron), de Framboises, de Gomme, de Guimauve, de Menthe poivrée, de Nerprun, d'écorces d'Oranges (Germ. au vin), de fleurs d'Oranger, de Safran.

Dans les deux, mais avec des différences notables :

Sirop de Baume de Tolu, remplacé dans Germ. par celui de Baume du Pérou.

Sirop d'Ipécacuanha. Codex avec Extrait 0,20 sur sirop 20,00 ; Germ. avec digestum d'eau alcoolisée; 20,00 renferment extrait 0,04.

Sirop d'Opium. Codex 0,04 d'extrait sur 20,00 ; Germ. 0,02 d'extrait. Le Sirop diacode du Codex contient extrait d'opium 0,01 sur 20,00. La Germ. a conservé le *Syrupus papaveris*, sirop diacode, avec infusum de têtes de pavot.

Sirop d'iodure ferreux. Codex 0,10 sur 20,00 ; Germ. 1,00 d'iodure sur 20,00, et sans fleurs d'oranger.

Sirop de Rhubarbe composé (de chicorée comp.). Germ. *Syrupus Rhei* (Rhubarbe, Cannelle, Carbonate de Potasse).

Sirop de Salsepareille composé (sirop sudorifique). Codex, surtout Salsepareille et Séné ; Germ. *Syrupus Sarsaparillae compositus ;* Salsepareille, Gayac, Sassafras, Squine.

Dans le Codex seul se trouvent encore les Sirops de Groseilles, Mûres, Violettes, Capillaire, Absinthe, Gentiane, Douce-amère, Gayac, Salsepareille, Digitale, Belladone, Quinquina, Quinquina au vin, idem ferrugineux, des cinq racines, Antiscorbutique, Ether, Codéine, Chlorhydrate de Morphine, acide Tartrique, Pyrophosphate de Fer, Citrate de Fer ammoniacal, Tartrate de Potasse et de Fer, Térébenthine, fleurs de Pécher, pointes d'Asperge.

La Germ. seule a : *Syrupus Mannae*, Manne 3 en 30 sirop. *Syrupus ferri oxidati solubilis*, 1 de Fer métalliq. en 100. *Syrupus Sennae cum Manna*, Séné 10, Manne 15 en 100. *Syrupus Liquiritiae*.

Teintures alcooliques.

Les deux Pharmacopées préparent en général les alcoolés (teintures faites avec les plantes sèches) dans les proportions de 1 de plante sur 5 d'alcool ; elles diffèrent cependant un certain nombre de fois et dans les proportions et dans les parties employées. Je signale seulement que la Germ. ne prescrit jamais la méthode de déplacement.

Aconit. Codex, seulement Alcoolature de feuilles ; Germ. seulement Alcoolé de Racine, 1 sur 10.

Arnica, fleurs. Codex 1 sur 5 ; Germ. 1 sur 10.

Belladone. Codex, Alcoolé 1 sur 5 et Alcoolature ; Germ. seulement Alcoolature.

Camphre. Codex, Alcool camphré 1 sur 9, Eau-de-vie camphrée 1 sur 39 alcool à 60° ; Germ. (*Spiritus camphoratus*), Camphre 1, Alcool 7, Eau 2.

Castoréum. La Germ. distingue les Teintures de Castoréum du Canada et de Castoréum de Sibérie.

Colchique. Codex, Teint. de Bulbe 1 sur 5, et Teint. de Semences 1 sur 10 ; Germ. seulement Teint. de Semences 1 sur 18.

Digitale. Comme Belladone.

Ellébore. Codex seulement Teint. d'Ellébore blanc ; Germ. seulement d'Ellébore vert.

Euphorbe. Codex 1 sur 5 ; Germ. 1 sur 10.

Iode. Codex 1 sur 12 ; Germ. 1 sur 10 alcool.

La Germ. a de plus : *Tinctura Iodi decolorata ;* composée d'Iode, d'Hyposulfite de Soude, d'Alcool ammoniacal et d'Alcool ; décompositions complexes qui donnent certainement tout autre chose qu'une solution d'iode. Dans tous les cas, le titre de ce produit me paraît mal choisi.

Ipécacuanha. Codex 1 sur 5 ; Germ. 1 sur 10.

Jalap. Codex seulement Teint. de racine 1 sur 5 ; Germ. seulement Teint. de résine 1 sur 10.

Lobélia. Codex 1 sur 5 ; Germ. 1 sur 10.

Musc. Codex 1 sur 10 ; Germ. Musc 1, Eau et Alcool étendu ââ 25.

Noix vomique. Codex 1 sur 5 ; Germ. (*Tinctura Strychni*) 1 sur 10.

Opium. Codex 1 d'extrait sur 12 alcool ; Germ. Opium 1, mélange de part. ég. d'Alcool étendu et d'Eau distillée 9,5. D'après le Codex, 1,00 de teinture renferme 0,075 d'extrait, ou 0,15 d'opium ; d'après la Germ., 1,00 = 0,10 d'opium.

Savon. Codex, Savon 10, Carb. potasse 0,50, Alcool 50 ; Germ. (*Spiritus saponatus*), Savon 1, Alcool 3, Eau de roses 2.

Stramoine. Codex Alcoolé de feuilles 1 sur 5, et Alcoolature ; Germ. seulement Teint. de Semences 1 sur 10.

Vanille. Codex 1 sur 10 ; Germ. 1 sur 5.

Les *Alcoolatures* sont des teintures faites avec des plantes fraîches et de l'Alcool ; d'après le Codex, parties égales ; d'après la Germ., 5 de plantes sur 6 d'Alcool. Celle-ci n'en contient que quatre : l'alcoolature de Belladone, de Digitale, de Thuja et de Sumac. Le Codex a de plus : l'alcoolature d'Aconit, de Ciguë, de Jusquiame, de Stramoine, de fleurs d'Arnica, de fleurs et de bulbe de Colchique.

Les *Alcoolats*, teintures obtenues par distillation, sont tous préparés par ce procédé dans le Codex, tandis que la Germ. en obtient quelques-uns par mélange d'huile essentielle avec de l'Alcool.

Parmi les Alcoolats simples, je n'ai à signaler dans la Germ. que celui de Cochléaria, *Spiritus Cochleariae* (l'Alcoolat du Codex contient encore du Raifort), et le *Spiritus formicarum* obtenu avec des fourmis.

Il est quelques teintures qui n'existent que dans une des Pharmacopées. Dans le Codex : les Teintures de Rhubarbe, de bulbe de Colchique, de Quassia, de Ciguë, de Jusquiame, de Pyrèthre. Dans la Germ. : *Tinctura Cannabis indicae* (extrait de Chanvre indien 1, Alcool 19) ; *Tinct. Chinoïdini* (Quinoïdine 2, Alcool 17, ac. chlorhydrique 1) ; *Tinct. Colocynthidis* (1 sur 10) ; *Tinct. formicarum* (digestion de fourmis) ; *Tinct. Secalis cornuti ; Tinct. Thujae ; Tinct. Toxicodendri ; Spiritus sinapis* (Essence de Moutarde 1, Alcool 50).

Teintures composées.

Elles sont nombreuses dans les deux Pharmacopées et très-variées ; aussi je ne citerai que les principales.

Teinture d'Aloès composée (Elixir de longue vie). La Germ. la prépare sans Thériaque et avec à peu près la moitié seulement d'Alcool.

Laudanum de Sydenham Codex 1,00 = 0,125 d'opium, ou 0,062 d'extrait ; Germ. (*Tinctura Opii crocata*) 1,00 = 0,10 d'opium ou 0,05 d'extrait.

Teinture d'Opium camphrée (Elixir parégorique). Codex 10,00 = 0,05 d'extrait ; Germ. (*Tinctura Opii benzoïca*) 10,00 = 0,05 d'Opium, moitié plus faible que l'autre.

Alcoolat de Mélisse composé. A peu près le même dans les deux ; Germ. *Spiritus Melissae compositus*.

Alcoolat vulnéraire (Eau vulnéraire spiritueuse). Germ. *Aqua vulneraria spirituosa* ; plus simple.

Parmi les principales Teintures composées, se trouvant seulement dans le Codex, je citerai celle de Raifort composée, de Gentiane comp., de Jalap comp. (Eau-de-vie allemande), la Teint. vulnéraire (Eau vulnéraire rouge), le Laudanum de Rousseau. La première seulement ne trouve pas son remplaçant dans la Germ.

La Germ. a un grand nombre de formules de teintures composées, dont le titre indique le plus souvent la composition : *Tinctura aromatica ; aromatica acida ; Chinae composita ; Elixir amarum ; Aurantii compositum* (Elixir viscerale Hoffmanni) ; *Tinct. amara ; Rhei aquosa* (Rhubarbe, Borax, Carbonate de Potasse, Eau de Cannelle, Alcool aqueux) ; *Rhei vinosa* (Rhubarbe, écorc. d'Orang., petite Cardamome, vin de Xérès, Sucre) ; *Scillae kalina* (Scille 8, Potasse caust. 1, Alcool étendu 50) ; *Spiritus Angelicae compositus* ; *Mixtura oleosa balsamica* (solut. de beaucoup d'huiles essent. dans l'Alcool) ; etc.

Teintures éthérées.

La Germ. en a trois : Digitale, Noix vomique (*Tinctura Strychni aetherea*) 1 sur 10 d'Ether alcoolisé, Valériane 1 sur 5.

Le Codex en a plus : Digitale, Valériane, Asa fœtida, Castoréum, Musc, Camphre, Cantharides, Mastic.

Ether sulfurique alcoolisé (liqueur de Hoffmann). Codex ââ part. ég. ; Germ. (*Spiritus aethereus*) Ether 1, Alcool 3.

Le Collodion pur est conservé dans la Germ., qui contient en outre le Collodion cantharidé (*Collodium cantharidatum*) ; le Collodion élastique du Codex contient 1 d'huile de Ricin sur 14 de Collodion ; celui de la Germ. 1 sur 50 ; le premier a trop et le second trop peu d'huile.

Tisanes.

La Pharmacopée germanique n'en formule pas beaucoup. *Decoctum Sarsaparillae compositum fortius* et *Decoctum mitius*, tenant lieu de Décoction de Zittmann. Ils contiennent le Sucre et l'Alun, mais pas le Calomel et le Cinabre. Ces deux derniers sont ajoutés si le médecin prescrit formellement la Décoction de Zittmann.

Eau de Goudron, *Aqua Picis*. Codex 1 Goudron sur 30 Eau distillée ou de pluie, et rejette la première eau ; Germ. 1 Goudron sur 10 Eau distillée chaude, ne rejette pas la première eau. La première formule est meilleure.

Petit lait.

La Germ. fait coaguler le lait avec l'Essence de présure pour le *Serum lactis*. Cette essence, *Liquor seriparus*, est obtenue avec la râclure de l'estomac du veau macérée dans du vin blanc avec du Chlorure sodique.

Serum lactis acidum, lait 100, Crême de tartre 1 ; *Serum lactis aluminatum*, mêmes proportions d'alun ; *Serum lactis tamarindinatum*, lait 100, Pulpe de Tamarins 4.

Vins médicinaux.

Pour les vins de liqueur, le Malaga est remplacé par le Xérès dans la Germ.

Vin aromatique. Dans les deux.

Vin de Quinquina. La Germ. n'a que celui au Calisaya (*Vinum chinae*) : Quinquina Calisaya 50, Vin rouge généreux 1000 ; le Codex emploie 30 d'écorce et un peu d'Alcool.

Vin de semences de Colchique. Codex Semences 3, Malaga 50 ; Germ. Semences 3, Xérès 30.

Vin émétique. Codex émétique 1, Malaga 300 ; Germ. 1 sur 250 de Xérès.

Le Codex prépare le vin de Quinquina ordinaire avec le quinquina gris. Il a de plus les vins de Quinquina au Malaga ou au Madère, de Quinquina ferrugineux, de Quinquina composé, de Gentiane, antiscorbutique, amer scillitique, de bulbes de Colchique, de Rhubarbe.

La Germ. contient un *Vinum camphoratum* (Camphre, Gomme arab. ââ 1, Vin blanc généreux 48) ; *Vinum Ipecacuanhae* (Ipéca 1, Xérès 10) ; *Vinum Pepsini* (muqueuse d'estomac, glycérine, eau, vin blanc, acide chlorhydrique).

Vinaigres médicinaux.

Vinaigre scillitique, de Bulbes de Colchique. Codex 1 sur 12 vinaigre. Germ. *acetum Colchici* (semences), *Scillae*, *Digitalis*. Substance 1, Alcool 1, Vinaigre 9.

Vinaigre framboisé. Codex: Framboises 3, Vinaigre 2. Germ. (*Acetum Rubi Idaei*): Sirop de framboises 1, Vinaigre 2. Répond au sirop de vinaigre framboisé.

Acetum aromaticum. Germ. Beaucoup d'huiles essentielles, des teintures aromatiques dans Acide Acétique étendu 200, Eau distillée 1000. Le Vinaigre aromatique des hôpitaux et le vinaigre antiseptique (des quatre voleurs) du Codex y répondent à peu près ; mais le premier est plus faible en aromates.

Le Codex a encore du vinaigre camphré.

En prenant seulement les substances et les préparations les plus employées, je concentrerai ce qui précède en le résumé suivant :

Préparations chimiques.

Ac. sulfur. dilué. Cod. 1 sur 9. Germ. 1 sur 5. — Ac. nitriq. aloolisé (esprit de nitre dulcifié). Germ. plus éthéré et pas acide.

Alcaloïdes et sels. Corps neutres.

Ac. prussique médicinal. Ac. Gallique. Digitaline. Narcéine. Narcotine. Pepsine ne sont pas dans Germ.

Caféine. Ergotine. Hydrate de Chloral. Iodoforme. Acét. de Morphine. Tannate de Quinine. Quinoïdine sont seulement dans Germ.

Composés et sels à bases inorganiques.

Liquor ammonii anisatus; dans Germ. *Antimoine diaphorétique lavé*, donné généralement pour l'oxide blanc d'Antimoine ; pas dans Germ. Liqueur de Pearson ; pas dans Germ. Oxide noir de cuivre ; dans Germ. Tartrate ferrico-potassique pur ; pas dans Germ. Chlorure ferreux ; dans Germ. Iodure ferreux cristallisé ; pas dans Germ. Elle le remplace par une solution normale d'Iodure ferreux, 10 sur 20 Eau dist. Extractum ferri pomatum, Germ., au lieu de Malate de Fer impur. Tinctura ferri pomata, au lieu de Teinture de Mars tartarisée. Carb. de Lithine ; dans Germ. Lactate de Magnésie ; dans Germ. *Citrate de Magnésie* et *Limonade au Citrate de Magnésie* ; dans Codex. Remplacés dans Germ. par le Citrate effervescent, 36 p. = 14 p. de Citrate de Magnésie. *Cyanure de Mercure. Nitrate acide de Mercure. Liq. de Van Swieten*; pas dans Germ. Tannate de plomb en magma ; dans Germ. *Cyanure de Potassium. Poudre de Vienne. Caustique de Filhos* ; pas dans Germ. Liquor Kali acetici, 1 sur 2 eau ; dans Germ. Monosulfure de Sodium ; pas dans Germ. Phénate de Soude concentré ; dans Germ.

I. FORMES SOLIDES.

Chocolats ; Cigarettes ; Trochisques escharotiques ; pas dans Germ.

Espèces sudorifiques du Codex ; plus actives. Espèces diurétiques ; pas dans Germ.

Oléosaccharures ; dans Germ. le double plus forts.

Poudres gazeuses neutres, en paquets séparés ; pas dans Germ.

Poudre de Dower. Codex, le double plus forte en opium, 1 = 0,09 d'extrait sec. Germ. 1 = 0,10 opium, ou 0,05 extrait humide.

Poudre arsénicale de Côme. Germ. le double plus forte.

Tablettes de Bicarbonate de Soude. Codex 0,025. Germ. 0,10 par tabl.

Tabl. d'Ipécacuanha. Codex 0,01 racine. Germ. 0,005 par tabl.

Tabl. de Santonine. Codex 0,01. Germ. 0,05 et 0,025 par tablette.

Presque toutes les autres tablettes font défaut dans Germ. Elle renferme par contre des *Tabl. d'acétate de Morphine* 0,005.

II. FORMES MOLLES.

Conserves ; Cataplasmes ; Suppositoires ; pas dans Germ.

Extraits. Dans la Germ., chaque substance ne fournit qu'un genre d'extrait, à l'exception de la Noix vomique, dont elle prescrit un extrait aqueux et un spiritueux. Le Codex contient deux extraits de la plupart des narcotico-âcres surtout, différents dans leur activité et pouvant ainsi donner lieu à des erreurs. Comme les extraits de la Germ. sont alcooliques, ils sont probablement plus actifs que ceux que l'on a l'habitude de prescrire d'après le Codex. Il faut donc au commencement employer les extraits narcotiques avec quelques précautions.

Extraits de semences narcotico-âcres ; pas dans Germ.

L'extrait d'Aconit de la Germ. est alcoolique et préparé avec la racine ; il doit être beaucoup plus actif que celui du Codex. Qu'on ne néglige pas cette observation si l'on voulait formuler magistralement par ex. les pilules d'Aconit stibiées du formulaire de l'hôpital civil.

L'extrait hydro-alcoolique d'Ergot de seigle de la Germ. est une Ergotine.

Pâte de Canquoin, au Chlorure de Zinc ; pas dans Germ.

Dans la Germ. pas de pilules (seulement 4 formules); pas de Granules, de Capsules.

Cérat de Galien ; pas dans Germ. — Cérat opiacé du Codex beaucoup moins fort que celui de la Germ.

Pommade épispastique jaune du Codex, remplacée dans Germ. par *ung. Cantharidum,* trois fois plus chargé de Cantharides.

Pomm. épispast. verte du Codex, remplacée par *ung. acre,* beaucoup plus irritant.

Pomm. épispast. au Garou du Codex beaucoup plus faible que *ung. Mezerei.*

Pomm. populeum. Sans narcotiques dans Germ.

Pomm. mercurielle du Codex, part. ég. de Mercure et corps gras. Germ. Mercure 1, corps gras 2.

La Pomm. d'oxide rouge de Mercure du Codex est entre les deux de la Germ.

Pomm. stibiée. Codex 1 sur 3 ; Germ. 1 sur 4.

Plusieurs pommades usitées du Codex ne sont pas dans la Germ.: Pomm. de Gondret ; camphrée ; au Chloroforme ; au Goudron ; citrine ; phosphorée ; de Helmerich.

Les emplâtres d'extraits de Belladone, de Ciguë, etc., du Codex, sont beaucoup plus actifs que ceux de la Germ.

Emplâtre vésicatoire du Codex. Contient plus de Cantharides que celui de Germ.

Pas de Sparadraps dans Germ.

Le Savon de Résine de Jalap de la Germ. est une bonne préparation.

III. FORMES LIQUIDES.

Collutoires ; Gargarismes ; Collyres ; Eaux minérales artificielles ; pas dans Germ.

Les Eaux distillées de la Germ. sont en général plus faibles que celles du Codex.

Eau de Laurier-cerise du Codex, de moitié plus faible que Germ.

Pas d'Emulsions, de Loochs, dans Germ.

Liniment ammoniacal du Codex, de moitié plus faible que Germ.

Liniment calcaire; pas dans Germ.

Les Mucilages du Codex sont plus épais.

La Potion de Rivière de la Germ. est faite d'après une formule défectueuse.

Sirops.

Celui de Tolu est remplacé dans Germ. par celui du Baume de Pérou.

Sirop d'Ipéca. Codex 20,00 = 0,20 extrait. Germ. 20,00 = 0,04 extr.

Sirop d'Opium. Codex 20,00 = 0,04 extrait. Germ. 20,00 = 0,02 extr.

Le Sirop de Pavot blanc est conservé dans la Germ. et y porte aussi le nom de *Sirop diacode*; ce dernier du Codex contient 0,01 extr. d'opium sur 20,00.

Sirop d'Iodure ferreux. Codex 20,00 = 0,10. Germ. 20,00 = 1,00.

Sirop de Salsepareille composé n'a pas la même composition dans les deux.

Parmi les sirops souvent employés et qui ne sont pas dans Germ., je citerai ceux de Violettes; Capillaire; Salsepareille; Digitale; Belladone; Quinquina; id. au vin; id. ferrugineux; des cinq racines; antiscorbutique; d'Ether; de Codéine; de Chlorhydrate de Morphine; aux sels doubles de Fer; fleurs de Pêcher; pointes d'Asperge.

Teintures.

Aconit. Codex seulement Alcoolature de feuilles; Germ. seulement Alcoolé de racine. Y a-t-il entre les deux une différence d'action, et laquelle? Je ne sais, mais je suis tenté de regarder la préparation allemande comme plus active.

Colchique. Germ. seulement la teint. de semences.

Belladone. Digitale. Codex prescrit Alcoolé et Alcoolature. Germ. seulement le dernier et en proportions un peu autres que le Codex. Je ne sais comment classer exactement ces préparations. L'Alcoolature de la Germ. me paraît un peu moins actif que celui du Codex et plus que l'Alcoolé.

Iode. Codex 1 sur 12. Germ. 1 sur 10. — Ipéca. Codex 1 sur 5. Germ. 1 sur 10. — *Musc*. Codex 1 sur 10. Germ. 1 sur 50. — *Noix vomique*. Codex 1 sur 5. Germ. 1 sur 10. — *Opium*. Codex 1,00 = 0,15 opium. Germ. 1,00 = 0,10 Opium. — Stramoine. Germ. a seulement la teint. de semences 1 sur 10.

Les teintures de Bulbes de Colchique, de Jusquiame, de Rhubarbe, de Pyrèthre, ne sont pas dans Germ.

La Germ. contient les teint. de Chanvre indien, de Quinoïdine et de Moutarde.

La teint. d'Aloès composée (élixir de longue vie) de la Germ. contient plus d'Aloès.

Laudanum de Sydenham. Codex 1,00 = 0,125 opium. Germ. 1,00 = 0,10 opium.

Les teintures antiscorbutique et de Jalap comp. (eau-de-vie allemande); pas dans Germ. Celle-ci a *Tinctura Chinae comp.*; *Aurant. comp.*; *Rhei aquosa*; *Rhei vinosa* (analogue au vin de Rhubarbe du Codex).

Liqueur de Hoffmann. Codex : Ether et Alcool part. ég. Germ. Ether 1, Alcool 3.

Collodion pur et Collodion cantharidé ; dans Germ. Le Collodion riciné du Codex contient trop, celui de Germ. trop peu d'huile.

L'Eau de Goudron du Codex est moins âcre.

Vin de semences de Colchique. Codex 2 sur 50. Germ. 3 sur 30.

Vin de Quinquina ordinaire (quinq. gris) ; id. au Malaga ; id. ferrugineux ; id. composé ; antiscorbutique ; amer scillitique ; de bulbes de Colchique ; pas dans Germ.

La Pharmacopée germanique se termine par plusieurs tables, dont une seule nous intéresse. C'est celle qui indique le maximum des doses partielles et des doses de 24 heures pour un adulte, que le médecin ne doit pas dépasser sans y ajouter un point d'exclamation ! Cette précaution a son utilité, parce qu'elle tend à diminuer les chances d'erreur dans la prescription des médicaments ; elle n'est pas gênante pour le médecin, qui sait bien quand il dépasse les doses ordinaires ; enfin, elle donne au pharmacien un critérium pour savoir s'il doit aller aux renseignements auprès du médecin dans un cas douteux.

Je ne puis ici copier cette table à l'usage de mes confrères; les doses maximum sont en général bien choisies et je n'aurai d'observation à faire que pour un petit nombre. Je donnerai toujours les doses de 24 heures.

Acide arsénieux, 0,01. Souvent dépassée dans le traitement des fièvres intermittentes.

Aconitine, 0,03. Dose peut-être applicable à l'aconitine de la pharmacopée, mais énorme pour d'autres aconitines. Il y a 15 ans, j'ai fait de nombreux essais et un grand travail inédit, sur une préparation de M. Hepp, que je n'ai pas pu donner au delà de 5, tout au plus 6 mill. chez l'homme.

Conéine, 0,003, que l'on peut dépasser. Mais il ne faut pas oublier que la conéine se décompose facilement.

Extrait Aconit, 0,10. Je transcris cette dose, ainsi que les suivantes, pour donner une indication à quelles doses on peut prescrire cet extrait nouveau pour nous.

Extrait Belladone, 0,40.
» Ciguë, 0,60.
» Digitale, 0,80.
» Jusquiame, 1,00.
» Stramoine, 0,40.
Feuilles de Digitale, 1,00.
» de Belladone. 0,60.
Acétate neutre de Plomb, 0,40. Souvent dépassée dans le traitement de la pneumonie.
Teinture d'Aconit, 4,00.
» de Belladone, 4,00.
» de Colchique, 6,00.
» de Digitale, 6,00.
» éthérée de Digitale, 3,00.
Vin de Colchique, 6,00.

On voit par ce qui précède, que la Pharmacopée germanique diffère du Codex français en beaucoup de points. Un certain nombre de produits et surtout de préparations officinales nous sont enlevés, d'autres au contraire sont de nouvelle acquisition ; mais, en général, le gain ne compense pas la perte. Nous aurions à le déplorer vivement et à prévoir une grande perturbation dans la pratique, si nos pharmaciens ne consentaient à conserver les préparations usuelles dans nos contrées et consacrées par une longue habitude. Mais je suis certain que nous pouvons compter sur leur complaisance.

Une dernière observation à mes confrères. *A partir du 1er novembre, avec l'introduction de la nouvelle Pharmacopée, toutes les prescriptions médicales sont censées faites d'après elle, et le pharmacien donnera la préparation allemande. Lorsque le médecin voudra employer une de nos anciennes préparations, il faut donc qu'il le signale en y ajoutant entre parenthèse Codex.*

BIBLIOTHÈQUE NATIONALE R.F. IMPRIMÉS

LISTE DES SUBSTANCES ET PRÉPARATIONS

OBLIGATOIRES POUR L'ALSACE-LORRAINE.

Acetum.
Acidum aceticum dilutum.
» arsenicosum.
» benzoicum.
» carbolicum purum.
» hydrochloricum.
» nitricum.
» phosphoricum.
» sulfuricum dilutum.
» tannicum.
» tartaricum pulveratum.
Adeps suillus.
Aether.
» aceticus.
Aloë.
Ammonium chloratum.
Amygdalæ amaræ.
» dulces.
Aqua Amygdalarum amararum.
» chlorata.
» destillata.
Argentum nitricum fusum.
Asa fœtida.
Atropinum sulfuricum.
Balsamum copaivæ.
» Peruvianum.
Bismuthum subnitricum.
Calcaria chlorata.
Camphora.
Cantharides.
» pulveratæ.
Castoreum Canadense.
» » pulveratum.
Cera alba.
» flava.
Cetaceum.
Chininum hydrochloricum.
» sulfuricum.
Chloralum hydratum crystallisatum.
Chloroformium.
Coffeinum.
Collodium.
Cortex China Calisayæ.
» » » pulveratus.
» » fuscus.
» » » pulveratus.
» Cinnamomi Cassiæ.
» » » pulveratus.

Cortex Frangulæ.
» Mezerei.
» Radicis Granati.
Crocus.
Cubebæ.
» pulveratæ.
Cuprum sulfuricum purum.
Dextrinum.
Electuarium e Senna.
Elixir Aurantii compositum.
» e Succo Liquiritiæ.
Emplastrum adhæsivum.
» Cantharidum ordinarium.
» Cantharidum perpetuum.
» Cerussæ.
» Conii.
» Galbani crocatum.
» Hydrargyri.
Emplastrum Lithargyri compositum.
» saponatum.
Extractum Absinthii.
» Aconiti.
» Aloes.
» Belladonæ.
» » siccum.
» Cardui benedicti.
» Cascarillæ.
» Chinæ fuscæ.
» Colocynthidis.
» » compositum.
» Colombo.
» Conii.
» Digitalis.
» Ferri pomatum.
» Gentianæ.
» Hyoscyami.
» Opii.
» Rhei.
» » compositum.
» Secalis cornuti.
» Strychni aquosum.
» » spirituosum.
» Taraxaci.
» Trifolii fibrini.
» Valerianæ.
Ferrum lacticum.
» oxydatum fuscum.
» pulveratum.

Ferrum sulfuricum purum.
Flores Arnicæ.
» Chamomillæ vulgaris.
» Cinæ.
» » pulverati.
» Kosso.
» » pulverati.
» Sambuci.
» Verbasci.
Folia Belladonnæ.
» » pulverata.
» Digitalis.
» » pulverata.
» Farfaræ.
» Hyoscyami.
» » pulverata.
» Menthæ piperitæ.
» Salviæ.
» Sennæ.
» » pulverata.
Fructus Anisi stellati.
» Colocynthidis.
» Juniperi.
Galbanum.
Glycerinum.
Gummi Arabicum.
» » pulveratum.
Herba Conii.
» » pulverata.
Hirudines.
Hydrargyrum bichloratum corrosivum.
» bijodatum rubrum.
» chloratum mite.
» vapore paratum.
» depuratum.
» jodatum flavum.
» oxydatum rubrum.
» præcipitatum album.
» sulfuratum rubrum.
Iodum.
Kali bicarbonicum.
» carbonicum purum.
» chloricum.
» hypermanganicum crystallisatum.
Kalium bromatum.
» jodatum.
» sulfuratum ad balneum.
Lichen Islandicus.
Lignum Guajaci.
» Sassafras.
Linimentum saponato-camphoratum.
Liquor Ammonii acetici.
» » anisatus.
» » caustici.
Liquor Ammonii succinici.
Liquor ferri acetici.
» » sesquichlorati.
» Kali acetici.
» » arsenicosi.
» Plumbi subacetici.
Lycopodium.
Magnesia carbonica.
» sulfurica.
» usta.
Manna.
Mel.
» depuratum.
» rosatum.
Mixtura oleoso-balsamica.
» sulfurica acida.
Morphinum aceticum.
» hydrochloricum.
Moschus.
Natrum bicarbonicum.
» nitricum.
» sulfuricum.
Oleum Amygdalarum.
» Cajeputi rectificatum.
» camphoratum.
» Chamomillæ infusum
» Crotonis.
» Hyoscyami infusum.
» Jecoris Aselli.
» Juniperi.
» Menthæ piperitæ.
» Myristicæ.
» Olivarum Provinciale.
» Ricini.
» Rosmarini.
» Sinapis.
» Terebinthinæ rectificatum.
Opium pulveratum.
Oxymel Scillæ.
» simplex.
Plumbum aceticum.
Pulpa Tamarindorum depurata.
Pulvis Ipecacuanhæ opiatus.
» Liquiritiæ compositus.
» Magnesiæ cum Rheo.
Radix Althææ.
» » pulverata.
» Bardanæ.
» Colombo.
» Gentianæ.
» Ipecacuanhæ.
» » pulverata.
» Liquiritiæ mundata.
» » » pulverata.

Radix Ononidis.
» Rhei.
» » pulverata.
» Sarsaparillæ.
» Senegæ.
» Valerianæ.
» » pulverata.
Resina Guajaci pulverata.
» Jalapæ.
Rhizoma Calami.
» » pulveratum.
» Iridis.
» » pulveratum.
» Zedoariæ.
Rotulæ Menthæ piperitæ.
Saccharum Lactis pulveratum.
Sapo medicatus pulveratus.
Secale cornutum.
» » pulveratum.
Semen Colchici.
» Papaveris.
» Sinapis.
Species ad decoctum Lignorum.
Species laxantes St.Germain.
» pectorales.
Spiritus.
» æthereus.
» Angelicæ compositus.
» camphoratus.
» Cochleariæ.
» dilutus.
» saponatus.
» Sinapis.
Stibium sulfuratum aurantiacum.
» » lævigatum.
Strychninum nitricum.
Succus Liquiritiæ crudus.
» » depuratus.
Sulfur depuratum.
» præcipitatum.
Summitates Sabinæ.
» » pulveratæ.
Syrupus Althææ.
» Aurantii Corticis.
» Cinnamomi.
» Ipecacuanhæ.
» Liquiritiæ.
» Rhei.
» Rubi Idæi.
» Senegæ.
» Sennæ cum Manna.
» simplex.
Tartatus boraxatus.
» depuratus.
» natronatus.
» » pulveratus.
» stibiatus.
Tinctura Aconiti.
» Aloës.
» amara.
» Arnicæ.
» aromatica.
» Aurantii Corticis.
» Cantharidum.
» Castorei Canadensis.
» Chinæ composita.
» Cinnamomi.
» Colchici.
» Colocynthidis.
» Digitalis.
» Ferri pomata.
» Gentianæ.
» Jodi.
» Myrrhæ.
» Opii benzoica.
» » crocata.
» » simplex.
» Rhei aquosa.
» » vinosa.
» Strychni.
» Valerianæ.
» » ætherea.
Tubera Aconiti.
» » pulverata.
» Jalapæ.
» » pulverata.
» Salep pulverata.
Unguentum basilicum.
» Cantharidum.
» cereum.
» Cerussæ.
» Hydrargyri cinereum.
» Kalii jodati.
» leniens.
» Plumbi.
» rosatum.
» Rosmarini compositum.
» Zinci.
Veratrinum.
Vinum camphoratum.
» Colchici.
» stibiatum.
Zincum venale.
» sulfuricum.

Reagentia (Pharmac. german.)

TABLE ALPHABÉTIQUE.

BIBLIOTHÈQUE NATIONALE
R.F.
IMPRIMÉS

130

www.ingramcontent.com/pod-product-compliance
Ingram Content Group UK Ltd.
Pitfield, Milton Keynes, MK11 3LW, UK
UKHW021517260726
13993UKWH00004B/1724